Moris.

NOTICE

SUR LES PRINCIPALES MALADIES

QUI RÈGNENT

DANS L'ILE DE SARDAIGNE

NOTICE

SUR

LES PRINCIPALES MALADIES

QUI RÈGNENT

DANS L'ILE DE SARDAIGNE,

PAR M. LE DOCTEUR MORIS,

PROFESSEUR DE CLINIQUE A L'UNIVERSITÉ DE CAGLIARI.

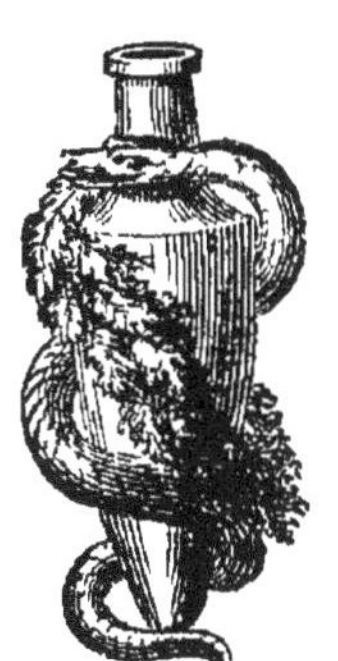

PARIS.

IMPRIMERIE ET FONDERIE DE J. PINARD,

RUE D'ANJOU-DAUPHINE, N° 8.

M DCCC XXVI.

NOTICE

SUR LES PRINCIPALES MALADIES

QUI RÈGNENT DANS L'ILE DE SARDAIGNE;

PAR M. LE DOCTEUR MORIS, PROFESSEUR DE CLINIQUE A L'UNIVERSITÉ DE CAGLIARI.

§ Ier. DE L'INTEMPÉRIE.

QUELQUES cantons de la Sardaigne sont salubres dans toutes les saisons; d'autres, au contraire, cessent de l'être à certaines époques de l'année; ce sont ceux qu'on appelle dans l'île *intempérieux* (1), c'est-à-dire sujets à des variations de température qui occasionent des maladies.

Lieux intempérieux.

Il convient de commencer par la description des lieux qu'on désigne sous le nom d'intempérieux, parce que ces notions peuvent seules conduire à la connaissance des causes sur lesquelles on a disputé long-temps,

(1) J'ai cru devoir conserver les mots *intempérie* et *intempérieux*, quoique l'un n'appartienne pas à la langue française, et que l'autre ait une acception différente de celle qu'on lui donne ici. Ils sont locaux et pourraient difficilement être remplacés par d'autres.

et qui sont encore un objet de contestation en Sardaigne.

Dans le Cap méridional de l'île, on remarque principalement comme lieux intempérieux, la campagne située entre Capo Terra et les étangs de Cagliari. La plus grande partie de ce terrain consiste en marais qui, en se desséchant, laissent le sol entièrement découvert en quelques endroits.

La plaine très fertile de Pula est aussi intempérieuse; son sol argileux, et qui renferme divers enfoncemens, est en grande partie inculte et submergé en plusieurs lieux, pendant l'hiver, par les eaux qui coulent du Monte Santo. Elle est exposée aux vents de sud et d'est; des montagnes l'abritent en grande partie contre les vents du nord, et surtout contre le nord-ouest.

Teulada peut être compris dans la même classe. Les eaux du torrent qui passe dans le voisinage croupissent en été dans des cavités, lorsque le reste de son lit est à sec. On doit en dire autant de Flumini-major.

Les environs du golfe de Palmas présentent des étangs salés; une assez grande surface de terrain y est submergée pendant l'hiver et le printemps; c'est ce qui arrive aussi aux environs de Porto Scuso et de Porto Paglia.

Oristano est entouré de plusieurs étangs considérables.

A Bosa, les eaux de la mer remontent dans le lit du fleuve, qui déborde, et convertit ainsi une partie de ses rives en étangs.

Dans le Cap septentrional, la plaine de la Nurra contient une portion de terrain inondée, au printemps et surtout en hiver, par les eaux qui viennent des montagnes voisines. On y voit aussi des étangs qui sèchent en grande partie en été.

Dans la plaine de Porto-Torres, presque entièrement

inculte, on remarque plusieurs enfoncemens remplis d'eau en hiver; et, près de l'embouchure du fleuve de Torres, il y a également des eaux stagnantes.

A Longo Sardo, de petits étangs sont formés par les eaux que la mer y jette lorsqu'elle est orageuse, et qui ne trouvent pas d'écoulement.

Dans la campagne voisine de l'embouchure du Coguinas, dans celle de Val-de-Liscia, à côté du fleuve de ce nom, et dans les champs qui entourent le golfe d'Assequena, on rencontre des fonds remplis d'eau en hiver et au printemps, et marécageux en été.

Terranova est située au fond d'un vaste golfe, et à l'extrémité d'une plaine entourée d'étangs salés. Le sol en est très marécageux, surtout en hiver et au printemps.

Siniscola, Orosei, Muravera, et autres points de la côte du Levant, où les rivières débouchent dans la mer, présentent aussi des étangs ou une assez vaste surface marécageuse pendant une grande partie de l'année.

Dans l'intérieur de l'île, on remarque parmi les lieux intempérieux, le Campidano de Samassi, qui est très argileux; le terrain y est, en plusieurs endroits, inculte, et dans d'autres, submergé pendant assez longtemps. Il en est à peu près de même du Campidano d'Ales.

Le Campo di Sant' Anna, depuis le Rio d'Oristano près d'Uras, jusqu'à Fordungianus, est une plaine de surface inégale, où les eaux des pluies s'arrêtent longtemps dans des espèces de bassins que les ruisseaux ou torrens achèvent de remplir, et qui forment autant d'étangs en été, quand l'écoulement cesse, et que le dessèchement est tardif.

On peut en dire autant de la plaine de Ghilarza, de Pauli-Latino, et de la Tanca.

Le Campo Giavesu, près de Bonorva, est une plaine en grande partie inculte où l'eau, faute d'issue, devient stagnante.

Campo Lazzaro et Campo d'Ozieri, à peine cultivés dans quelques lieux, sont aussi marécageux.

Il existe encore sur d'autres points de l'île des enfoncemens et des terrains incultes, ou submergés en hiver et au printemps: la plupart des lieux intempérieux manquent d'arbres et même d'arbrisseaux (A).

La surface du sol, le long du littoral surtout, est à peine élevée au dessus du niveau de la mer; il y a même des fonds qui sont plus bas. Dans plusieurs de ces endroits, l'inclinaison du terrain est presque nulle.

Ces traits et les particularités que l'on vient de rapporter, distinguent les régions intempérieuses de celles qui ne le sont pas.

Caractères de la maladie.

La maladie propre à ces cantons se présente sous l'aspect d'une fièvre intermittente, rémittente simple ou pernicieuse, et le plus souvent sous celui d'une fièvre continue. Voici les symptômes les plus importans qu'on y observe :

Les malades se plaignent d'un sentiment de tension et de plénitude à l'épigastre, ou dans d'autres régions de l'abdomen. Presque toujours, par la pression de ces parties, et quelquefois même sans les comprimer, ils éprouvent des douleurs plus ou moins vives. La langue est rouge sur ses bords et à sa pointe, enduite souvent de mucus à sa base et au centre; d'autres fois elle est rouge et embrasée sur toute sa surface.

La respiration est ordinairement difficile; il y a soif, aridité de peau, chaleur forte, pouls petit et fréquent, céphalalgie, abattement, sentiment de contusion dans les articulations et aux extrémités, météorisme, constipation; les déjections sont mucoso-bilieuses. Il s'ensuit, dans le progrès de la maladie, le délire, la stupeur, la fuliginosité de la langue, et presque un état d'insensibilité; ces symptômes varient généralement entre ceux du plus faible degré de la fièvre adéno-méningée ou méningo-gastrique, et le plus haut degré de la fièvre adynamique ou ataxique de M. Pinel (gastro-entérites plus ou moins graves de M. Broussais). Pour ce qui concerne le type de la fièvre, on remarque que la tendance de celle-ci à l'intermittence est en raison inverse de la force du soleil (B). On voit assez fréquemment que les fièvres périodiques, graves ou négligées, passent à la continuité, et que les fièvres continues, lorsque la maladie est bien avancée, s'approchent des intermittentes ou rémittentes. La durée en varie selon l'intensité et le traitement; quelquefois elles deviennent chroniques ou laissent après elles des obstructions du foie et de la rate. C'est ordinairement quelques jours après l'infection que la fièvre se déclare.

On trouve à l'ouverture du cadavre des traces d'inflammation dans le ventricule ou dans les intestins grêles, et souvent dans tous les deux; c'est-à-dire que leurs membranes muqueuses sont plus ou moins rouges, dans une partie plus ou moins étendue. Cette rougeur est parfois d'une teinte vive, souvent violacée ou brune; et fréquemment, dans les intestins, cette membrane est épaissie et couverte de mucus chargé de bile; elle se présente aussi quelquefois ramollie dans son tissu, et presque gélatineuse, avec usure, mais très rarement ulcérée.

D'autres fois, et ordinairement après les fièvres les plus violentes, on observe, dans certaines parties, l'inflammation de toutes les membranes gastro-intestinales. L'on a vu les intestins adhérens les uns aux autres par des bandes de substance albumineuse, l'effusion de pus dans la cavité du péritoine, l'inflammation du péritoine, du mésentère surtout, et la gangrène du grand épiploon; d'autres fois, on a remarqué celle de quelque anse intestinale, pendant que le reste présentait une rougeur vive ou des points noirâtres; le foie ordinairement plus dur et plus volumineux, la rate presque toujours ramollie. On a vu aussi, mais très rarement, l'inflammation des membranes du cerveau, arachnoïde et pie-mère, dont les vaisseaux offrent souvent une dilatation manifeste avec congestion; quelquefois encore on a remarqué l'inflammation de la moëlle épinière et celle des poumons.

Traitement. Tel est l'aspect que présentent les cadavres des individus morts de l'intempérie. D'après de pareils symptômes, on peut établir que l'inflammation gastro-entérite fournit la condition morbide la plus remarquable dans cette maladie (D); aussi c'est principalement en combattant cette inflammation qu'on obtient, dans le traitement, le succès le plus prompt et le plus heureux; c'est pourquoi on retire un grand avantage de la diète absolue, des boissons mucilagineuses ou acidulées, des laxatifs (E), des lavemens, des fomentations ou des cataplasmes émolliens, de l'application des sangsues sur le ventre, et quelquefois de la phlébotomie. On a recours aussi avec succès aux vésicatoires, lorsque l'inflammation a été modérée. Rarement il arrive que le médecin ait à lutter contre de plus graves affections de la gastro-entérite, ou de celles du foie et de la rate. Lorsque la fièvre est continue, il faut pour l'ordinaire suivre le traitement indiqué jusqu'au terme de la maladie. D'autres fois, l'inflammation étant assez modérée, et la fièvre, par un calme plus notable entre les exacerbations, s'approchant des rémittentes, ou devenant rémittente ou intermittente, on achève, en été surtout, la guérison par les amers, entr'autres par le quinquina; on voit la fièvre périodique céder aussi bien que la continue, et disparaître par le même traitement.

Dans quelques unes de ces fièvres, et principalement dans les fièvres d'intempéries, quelle qu'en ait été la cause, surtout lorsqu'en automne c'est le miasme qui les a produites, il faut, après les premiers paroxismes, recourir promptement au quinquina (F).

D'après ces observations on doit conclure que le traitement le plus avantageux dans l'intempérie de Sardaigne se combine avec celui qui est pratiqué généralement en pareilles maladies. On peut en dire autant du résultat et de l'analyse des symptômes et des altérations que présentent les cadavres. Les observations faites par les médecins, en des climats et des lieux analogues à ceux de la Sardaigne, nous en fournissent des preuves incontestables; il s'ensuit donc que l'intempérie de cette île n'a de singulier que le nom; il n'en pouvait pas être autrement; les localités appelées intempérieuses à cause de leur nature, ne devaient donner lieu qu'aux mêmes maladies qui sont produites partout où se rencontrent les mêmes circonstances; cependant l'intempérie a été envisagée ici sous des points de vue si variés, elle a été attribuée à des causes si différentes par les auteurs qui en ont traité (G), que l'opinion générale n'est point encore assez fixée à cet égard.

Après avoir reconnu la nature des lieux intempérieux, ainsi que celle des affections connues dans l'île sous le nom d'intempéries, il ne sera certainement pas difficile d'en déterminer les causes; d'abord la condition du sol, dans les lieux intempérieux, nous porte à établir que sa surface, long-temps occupée par l'eau stagnante où tant d'animaux et de végétaux meurent et pourrissent tous les ans, doit être riche en principes organiques; ceux-ci doivent s'y dégager, et l'air en être corrompu. Telle est sans doute la cause principale de l'intempérie; aussi les circonstances particulières dont je vais parler, et sous l'influence desquelles on en est atteint de préférence, le prouvent de manière à ne pouvoir plus en douter. L'intempérie commence ordinairement au mois de juin et finit en novembre ; elle peut avancer ou retarder en raison de la disposition du sol dont j'ai parlé. Elle est plus forte dans les points qui ont été plus long-temps submergés par les eaux, dans les régions plus basses, plus exposées aux vents méridionaux, et dans celles qui sont moins cultivées. Lorsque la chaleur atmosphérique a diminué, la surface de la terre est appauvrie dans ses principes organiques, et lorsque les bas-fonds sont couverts par une plus grande quantité d'eau, la maladie cesse; le renouvellement des mêmes causes produit chaque année les mêmes effets. Après le labourage des terres, on en est plus facilement infecté, parce qu'alors on est exposé à la force du soleil, qui décompose les principes organiques que la terre recélait.

On observe, en Sardaigne, ce que les voyageurs rapportent d'autres contrées, que la première eau de pluie qui tombe après les longues sécheresses de l'été dans les lieux malsains, est dangereuse pour les hommes et les animaux (H). Après ces pluies, l'exhalaison ainsi que l'intempérie augmentent. Les cantons intempérieux sont ordinairement les plus fertiles, parce que l'argile, qui abonde dans la plupart, est de tous les terrains celui qui peut supporter la plus grande proportion d'humus. C'est ce même terrain, qui ne laisse point pénétrer l'eau profondément, mais qui la conserve à sa surface; ce qui produit le sol fangeux et ces petits étangs qu'on y voit aussitôt que la pluie est tombée (J). Enfin, les habitans des cantons intempérieux sont moins sujets à l'infection ; l'habitude de vivre dans ces lieux doit certainement diminuer chez eux la prédisposition ; mais l'on doit aussi accorder beaucoup aux soins qu'ils ont de maintenir leur corps toujours à l'abri de l'impression des miasmes ; tous portent des vêtemens de laine, qu'ils conservent même en été.

Causes générales de la maladie.

Je dois faire observer que, vers la fin de l'été, dans plusieurs des lieux dont j'ai parlé, le sol se dessèche entièrement, et l'on n'y voit plus que quelques bas-fonds très étroits couverts d'eau stagnante. Dans quelques uns l'on aperçoit à peine un peu de terre fangeuse qu'on appelle en sarde *tresmuleo*, c'est-à-dire terrain qui tremble ou cède sous les pieds. Il y a des villages réputés intempérieux qui manquent d'eau en été, même dans les fonds ; voilà ce qui nous porte à croire que l'on contracte la maladie d'intempérie même sans infection miasmatique préalable. En effet, sous un ciel qui, pendant des mois entiers, est toujours serein, dans des plaines nues, basses, exposées aux rayons d'un soleil ardent, et la plupart aux vents du sud, chauds et humides, la haute température de l'atmosphère et l'électricité doivent engendrer une constitution habituelle de l'air propre à augmenter au dernier point la susceptibilité de tout le corps, et surtout des organes de la digestion. Alors la cause la plus légère, les alimens mêmes qu'on digérait bien auparavant, irritent le ventricule et les intestins ; et, la cause principale des fièvres d'intempérie, l'inflammation gastro-entérite, se développe facilement. Telle paraît être l'origine de la maladie dont on peut être affecté dans les localités toujours arides comme dans les marécageuses, ce qui pourtant n'exclut pas ce que j'ai avancé ci-dessus au sujet des miasmes (K) ; il s'en développe dans les lieux que j'ai déjà cités, pendant qu'ils passent par les divers degrés de desséchement. Leur activité augmente en proportion de l'élévation de la température et de la rapidité du desséchement; d'ailleurs la présence continuelle de l'eau stagnante n'est pas nécessaire pour leur dégagement, ainsi que M. Brocchi l'a remarqué pour les marais Pontins (1), et d'autres observateurs pour d'autres endroits; au reste pour cela il suffit que le terrain contienne des principes qui conservent un reste d'humidité. D'ailleurs la rosée, qui tombe abondamment dans les plaines basses, et les vents humides, en apportent toujours une nouvelle quantité; les pluies qui surviennent, quoique rarement en été, renouvellent aussi l'eau stagnante dans les lieux incultes et surtout dans les bas-fonds.

Je conclus que l'infection de l'atmosphère dans les lieux intempérieux dépend des miasmes; qu'on peut y joindre l'influence de la chaleur et de l'électricité, et si ces dernières causes ne produisent pas par elles-mêmes la maladie, elles en fournissent au moins le développement à la suite de l'action des miasmes, ou de celle d'autres principes occasionels (L).

L'air humide et le froid ne paraissent pas être au nombre des causes générales de l'intempérie; car quoique le tube intestinal puisse s'en ressentir, ainsi que d'autres parties du corps, l'intempérie cesse en hiver, lorsque l'humidité est très forte. Cagliari, capitale de la Sardaigne, est assez salubre, quoique très exposée aux vents du sud-est, qui y apportent une très grande humidité. Les cantons de la Sardaigne situés près des grands étangs dont les bords ne sont pas marécageux, ne sont pas insalubres; ainsi

(1) Brocchi *dello stato fisico del suolo di Roma*, 1820, p. 257.

l'air humide, le froid et l'humidité elle-même, ne rendent pas l'air intempérieux. On ne peut attribuer non plus l'intempérie de Sardaigne à une autre cause, que les auteurs anciens ont signalée, c'est-à-dire à l'obstacle que les montagnes de *Limbara* présentent aux vents du nord (1).

Pausanias, parlant de la partie septentrionale de la Sardaigne et de celle qui est vis-à-vis l'Italie, a dit : « Cette île est bordée de montagnes inaccessibles et dont « les sommets se touchent. En suivant la côte, vous « trouvez dans cette partie des ports pour les vaisseaux; « mais des vents irréguliers et très violens soufflent per- « pétuellement du haut de ces montagnes dans la mer. « On trouve dans le milieu de l'île d'autres montagnes « moins élevées. L'air dans cette partie est la plupart « du temps chargé de vapeurs et malsain, ce qui est oc- « casioné par des concrétions salines et par un vent du « sud, lourd et violent qui y domine. Les montagnes, « qui sont du côté de l'Italie, empêchent les vents du « nord d'y pénétrer et d'y rafraîchir l'air et le sol « pendant les chaleurs de l'été; d'autres pensent que « l'île de Cyrnos (Corse), qui n'est séparée de la Sar- « daigne que par un bras de mer, et qui est monta- « gneuse et très élevée dans toute son étendue, em- « pêche le vent du nord et le zéphyr de s'y faire sen- « tir (2). »

Mais quoique moins impétueux que le nord-ouest et d'autres, ce vent y règne; cependant la distance est assez grande entre cette île et la Corse pour qu'elle n'en soit pas abritée, comme on l'a supposé, et les montagnes de Limbara, quoique situées transversale-

---

(1) Voy. Claudianus de Bello Gild.

(2) Pausanias, Phocide, ch. XVII.

ment au nord de l'île, ne sont pas assez élevées pour opposer aux aquilons une barrière insurmontable.

Sardaigne réputée insalubre par les anciens.

Anciennement la Sardaigne avait aussi la réputation d'être insalubre. « Dans les cantons fertiles, dit Strabon, l'avantage de la bonté du sol se trouve balancé « par une incommodité. L'air malsain, en été, dans « toute l'île, est encore plus mauvais dans les endroits « fertiles (1). »

Cicéron écrivait à Quintus son frère, préteur en Sardaigne, et demeurant à Olbia (Terranova) : « *Cura, « mi frater, ut valeas, et quamquam est hyems tamen « Sardiniam istam esse cogites* (2). » Il parle encore de l'insalubrité de cette île dans une autre lettre (3); et Tacite la mentionne également au sujet des juifs relégués par le sénat romain en Sardaigne : « *Et si ob gravitatem cœli interiissent, vile damnum* (4). » Pomponius Mela (5), Cornelius Nepos (6) et Martial se sont exprimés de même.

On doit inférer de tous ces témoignages que des causes d'insalubrité existent en Sardaignc, depuis les temps les plus reculés : telles sont celles sans doute qui sont inhérentes à la disposition et à la nature du sol. Je dois faire remarquer que rien n'atteste que les Romains, maîtres de cette île pendant sept siècles environ, aient pris soin d'en niveler les inégalités de terrain, de combler les fonds qui retiennent les eaux, et d'employer enfin les moyens dont ils se servirent pour assainir la campagne de Rome, maintenant de nouveau maréca-

---

(1) Strabon, Géographie, liv. v.
(2) Cic., lib. 2, Epist. 3 ad Quint. fratr.
(3) Epist. 24, lib. 7 ad famil.
(4) Tacit., Annal., lib. 7.
(5) Lib. 2, cap. 7, de Sit. orb.
(6) Lib. de Vir. illustr., cap. 65.

geuse et insalubre. Les canaux ou aqueducs qu'ils construisirent en Sardaigne, et dont on voit encore des restes, n'étaient destinés qu'à fournir de l'eau de fontaine aux villes où ils aboutissaient. Les auteurs qui ont parlé de l'ancienne Sardaigne, entr'autres *Silius Italicus* (1), font mention de ces marais.

> Serpentum tellus pura ac viduata veneno,
> Sed tristis cœlo ac multa vitiata palude.

Plus tard, Dante a également cité les marais insalubres de cette île.

> Qual dolor fora, se degli spedali
> Di Valdichiana tra 'l luglio e 'l settembre,
> E di Sardigna e di maremma i mali
> Fossero in una fossa tutti insembre;
> Tal era quivi, etc.
>
> (*Inf.* c. XXIX.)

Plusieurs villages de la Sardaigne ont même pris leurs noms des marais de leur voisinage; entr'autres, Pauli Pirri, Pauli Arbarei, Pauli Sitzamus, Pauli Latinu, Pauli Gerrei : le mot sarde *Pauli* vient du latin *Palus*. Enfin il paraît incontestable que les foyers d'insalubrité en Sardaigne ont toujours été les mêmes. Il est vrai que la population de cette île, au temps des Romains, était beaucoup plus considérable que de nos jours; que les terres étaient mieux cultivées (2); mais les causes de l'insalubrité étant connues, les provinces de Sardaigne, jadis plus habitées et plus cultivées, devaient être beaucoup moins malsaines. Les plaines de Terranova (M), de Porto-Torres et de Pula, maintenant intempérieuses, celle de Porto-Torres surtout, ne de-

Ancienne population de la Sardaigne.

(1) Punicor. lib. 2.

(2) Voy. Gemelli, *Rifiorimento della Sardegna*, t. 1, lib. 1, p. 7 et suiv.

vaient pas alors avoir ce désavantage, puisqu'à une petite distance florissaient des villes très peuplées. On sait que l'intempérie a diminué depuis quelques années dans ces deux derniers cantons, grâce à la sollicitude de quelques philanthropes, qui ont pour but d'augmenter la population et la culture des terres.

Lieux à assainir, et moyens d'y parvenir.

Il n'entre pas dans notre plan de faire voir que les régions intempérieuses pourraient être assainies ; la plupart des moyens d'assainissement ne sont pas d'ailleurs du ressort de la médecine ; quant à la manière de les employer, je ferai cependant observer que divers étangs pourraient être desséchés : tels sont ceux de San-Lorenzo, de Serrenti, de San-Luri, de Pauli Latinu, d'Orosei, etc. On pourrait aisément encaisser dans des canaux les eaux qui, en s'écoulant des montagnes, inondent les plaines de Campo d'Ozieri, Campo Giavesu, Campo di San-Lazaro, etc., dont une partie serait facilement détournée, et l'autre directement conduite aux fleuves ou à la mer.

En préparant des lits aux fleuves et aux torrens, on en empêcherait les débordemens. C'est ainsi, par exemple, que la plaine de Nuraminis pourrait être garantie des inondations qu'y cause à chaque pluie le torrent de Villa Greca.

De la même manière, on empêcherait la stagnation des eaux, et la submersion des terres dans beaucoup d'autres cantons.

Le parti à prendre à l'égard des étangs, plus difficiles à dessécher, serait d'y maintenir les eaux réunies et d'en tenir les bords élevés pour y empêcher l'immersion et le dessèchement alternatifs d'une partie de leur surface. Quant à ceux du littoral, il suffirait d'entretenir leur communication permanente avec la mer. Il serait surtout très important de remettre en culture les terres qui ont été abandonnées, et de donner en même temps de plus grands soins à celles qui sont actuellement en pleine culture.

Les arbres répandus dans les lieux marécageux et peu profonds, suffiraient, en augmentant par leur détritus la quantité de l'humus, pour en exhausser le sol, dont ils absorberaient en même temps l'eau et les principes organiques. C'est ainsi que le sol de la belle campagne d'Orri a été amélioré et le deviendra chaque jour davantage. Les arbres seraient aussi un grand obstacle au débordement des fleuves et des torrens, et ils modéreraient la chaleur dans les plaines.

Qu'on me permette encore d'ajouter que c'est par là qu'on pourrait opposer une salutaire résistance aux vents impétueux, qui nuisent à la végétation, et retardent ses progrès. (N)

De pareils moyens d'assainissement, jusqu'ici toujours négligés en Sardaigne, convertiraient les lieux maintenant déserts et infects en terrains salubres, et changeraient bientôt la face de l'île entière. Malheureusement la population actuelle est insuffisante pour tant de travaux et de soins ; mais l'accroissement qui en résulterait contribuerait bientôt et efficacement à diminuer l'intempérie et à la faire enfin disparaître tout-à-fait.

§ 2.

De quelques autres maladies particulières à la Sardaigne (O).

Les inflammations du tube intestinal, du foie et de la rate, sont les maladies les plus communes ; cependant en été, lorsqu'elles sont le plus fréquentes, on observe aussi quelques encéphalites primitives; ainsi que je l'ai déjà dit, l'insolation en est souvent la cause.

Les changemens brusques de température et les degrés d'humidité souvent si variables, occasionent à la fin de l'automne et surtout en hiver, des angines, des bronchites, des inflammations des poumons et de la plèvre, les rhumatismes, l'arthrite.

Les dyssenteries se manifestent, dans les plaines, ordinairement lorsque l'humidité augmente et que les nuits commencent à devenir plus fraîches.

La phthisie pulmonaire n'est pas rare en Sardaigne; la fréquence des maladies des voies aériennes, en hiver, en est la cause.

L'apparition des exanthèmes y est aussi fréquente, et presque chaque année la petite-vérole exerce ses ravages dans quelque canton; mais il faut espérer que la vaccine, que les soins du gouvernement tendent à propager, diminuera l'action de ce fléau.

Quoique la fièvre scarlatine ait régné épidémiquement en hiver et au printemps de 1824, la mortalité n'a été considérable que dans quelques villages où les malades sont restés sans traitement, faute de médecins.

Typhus contagieux.

En 1806, une maladie épidémique fit beaucoup de ravages dans presque toute l'île; elle s'est renouvelée en 1816. C'était, d'après les rapports de mes collègues, la même maladie pétéchiale (typhus contagieux de Hildebrand) qui se répandit à cette dernière époque dans plusieurs contrées de l'Europe.

On n'a pas observé ici, depuis long-temps, des épidémies de rougeole.

Depuis plus d'un siècle, et peut-être depuis 1528, la peste d'Orient n'a point pénétré dans cette île, malgré sa proximité de la Barbarie. Une maladie épidémique très meurtrière ravagea la Sardaigne en 1708. Elle était probablement contagieuse. On ne sait cependant si c'était la pétéchie que nous avons citée plus haut, ou bien (ce qui est plus probable) la peste orientale.

Je dois faire observer que la fièvre jaune n'a jamais paru en Sardaigne, où cependant la chaleur, l'humidité et les émanations de quelques cantons semblent aussi fortes que dans certaines régions de l'Amérique, souvent affligées de cette maladie.

On n'a jamais remarqué en Sardaigne, dans les plus violentes gastro-entérites ou gastro-entéro-hépatites, l'ensemble des phénomènes auxquels on reconnaît la fièvre jaune, c'est-à-dire la coloration de la peau en jaune, avec les vomissemens, les déjections de sang ou de matière noire, les douleurs lombaires, la suppression de l'urine, et ce calme passager qui paraît diviser, selon quelques auteurs, cette maladie en deux périodes.

Depuis 1811, la coqueluche n'a plus régné épidémiquement.

Quoique le croup ne soit pas rare en Sardaigne, on ne l'a cependant jamais vu être épidémique. Le croup.

Les hémorrhagies auxquelles on est le plus sujet dans toute l'île, sont les émoptysies et celles occasionées par les hémorrhoïdes.

Les maladies rapportées par les nosologistes aux névroses, sont en général peu fréquentes en Sardaigne; on y observe rarement l'épilepsie; c'est à la gastro-entérite qu'il faut ordinairement rapporter la cause des apoplexies qui arrivent de temps en temps.

Le tétanos traumatique est extrêmement rare, malgré la fréquence et la variété des blessures; c'est ce que m'ont assuré mes collègues les docteurs Pasero et Demichelis, professeurs de chirurgie.

L'hydrophobie est aussi très rare en Sardaigne, tant parmi les hommes que parmi les animaux, malgré le grand nombre de chiens errans, les chaleurs de l'été, et souvent le défaut d'eau dans les plaines; mais la fréquence des maladies des viscères abdominaux donne lieu souvent à l'hypocondrie.

Aliénations mentales.

Parmi les aliénations mentales, on rencontre ici la mélancolie et la manie; mais quoique les habitans d'un pays méridional soient plus naturellement disposés à ces maladies, on n'en voit qu'un petit nombre en Sardaigne. Peut-être doit-on l'attribuer à la vie champêtre, aux désirs limités et à la facilité de les satisfaire chez la plupart de ses habitans.

Idiotisme Crétinisme.

On connaît très peu d'individus atteints de démence et d'idiotisme; j'ai vu, il y a deux ans, un crétin à Aritzu, et c'est peut-être le seul dans toute l'île. Sa sœur, qui ne vit plus, était crétine aussi. Aritzu est situé dans une gorge de montagne semblable à celles des Alpes, où le crétinisme est commun; mais il y a en Sardaigne d'autres villages situés à peu près comme Aritzu, où l'on m'a assuré qu'on n'a jamais vu de crétins; il en est du goître comme du crétinisme : on peut les regarder comme étrangers à l'île.

On n'a pas assez de données pour établir si la pellagre y existe ou non.

Tarentule.

On assure que nous avons en Sardaigne la tarentule, qu'on appelle en sarde *arza* ou *argia*, et que l'on distingue en *veuve* et en *vierge;* on attribue, dans quelques villages, à la première, le tarentisme mélancolique, à l'autre, le tarentisme chorea.

Le vulgaire craint généralement la piqûre de cette araignée; il y a un proverbe sarde: *ancu ti spizzuli s' argia.*

Lorsque quelqu'un est affecté du tarentisme, l'opinion commune est que l'on obtient la guérison de la maladie en jouant de quelque instrument qui porte le malade à danser jusqu'à ce que son corps soit inondé de sueur. On m'a aussi raconté qu'au village d'Ozieri les paysans piqués par la tarentule s'enterrent ordinairement dans le fumier, et y restent pendant cinq à six heures exposés aux rayons du soleil, à dessein d'exciter une sueur abondante, qui produit, selon eux, ainsi que celle que procure la danse, la guérison du tarentisme. Cependant, malgré l'opinion généralement répandue parmi le peuple à ce sujet, aucun des médecins que je connais n'a pu me certifier avoir observé rien en ce genre; peut-être n'en existe-t-il pas de fait bien avéré, et le tarentisme de Sardaigne se réduit probablement, ainsi que dans la Pouille (1), à un préjugé populaire.

---

(1) Dans le voyage que nous fîmes au printemps de 1825, M. le médecin Moris et moi, postérieurement à la transmission de la présente notice, nous tâchâmes d'obtenir quelques éclaircissemens à ce sujet, et si nous ne pûmes voir des personnes atteintes de la maladie, nous fûmes assez heureux pour nous procurer les tarentules en quantité suffisante pour en déterminer l'espèce.

La tarentule de Sardaigne, ou *argia* ou *arza*, est le *Theridion 13 guttatum* de Latreille (*a*). Cet insecte est également décrit par Walckenaër, Tab. p. 81, sous le nom de *Latrodecte malmignatta;* c'est encore l'*Aranea tredecim guttata* de Rossi, p. IX, fig. 10, et dont il a donné l'histoire dans sa *Fauna etrusca*, tom. II, p. 136.

Quant aux distinctions que les Sardes font entre l'*Argia bugadia* (vierge), l'*Argia cojada* (mariée) et l'*Argia viuda* (veuve), elles paraissent consister dans la différence de sexe; la bugadia est reconnue pour femelle; elle est d'ailleurs la plus grande et la plus nombreuse : la viuda, au contraire, est très petite et en petite quantité; sa morsure passe pour la plus dangereuse; aussi dit-on : *Ti spizzuli s'argia viuda.* L'argia cojada ne paraît être qu'une variété accidentelle de ces deux-ci, peut-être en état de maladie. Dans la région où nous eûmes ces araignées (Mandas), l'on nous assura qu'elles sont très dangereuses, et parmi les différens remèdes que l'on est en usage de faire à ceux qui en sont mordus, l'on compte celui de les mettre dans un four passablement chaud; l'on y fait également, dit-on, le remède du fumier et de la danse jusqu'à épuisement de forces. (*Note de l'auteur* du Voyage en Sardaigne.)

(*a*) L. c. pag. 98, n. 3.

L'Ascite. L'ascite est la plus commune des hydropisies par suite des fréquentes inflammations des viscères abdominaux et des vices organiques qui en résultent.

Le scorbut n'est pas rare chez les pauvres mal vêtus et habitant dans les lieux humides.

L'crouelles. Les écrouelles sont aussi assez communes : les causes du scorbut que nous avons citées, ainsi que les changemens subits de température, les occasionent principalement ; il est plus rare de voir ici le rachitis et les vices de conformation. Un médecin digne de confiance, feu le professeur Pitalis de Sassari, assurait que le rachitis n'était autrefois presque pas connu en Sardaigne, et qu'il n'avait observé des enfans atteints de cette affection, ainsi qu'un plus grand nombre de scrophuleux, que lorsque la maladie vénérienne y fut répandue.

Les hernies sont rares dans les villes sardes, et un peu plus fréquentes, dit-on, dans les villages.

On est facilement atteint des maladies de la peau, et surtout des dartres.

Ophtalmies. On rencontre un assez grand nombre de maladies des yeux, qui consistent, pour l'ordinaire, en des ophtalmies, des staphylomes et des nubécules. Les amauroses et les cataractes sont moins fréquentes ; la lumière excessive, la nudité des plaines, et peut-être la poussière soulevée par les vents sont les causes plus particulières de ces affections.

On voit très peu d'anévrismes spontanés ; mais on observe fréquemment dans le peuple des ulcères très rebelles aux jambes, et souvent accompagnés d'affections chroniques des viscères abdominaux.

Le squirre et ses causes sont peut-être généralement moins fréquens que sur le continent.

La pourriture d'hôpital n'a pas été observée jusqu'ici dans l'île.

Il est très difficile de rencontrer en Sardaigne des personnes affectées de calculs urinaires.

Gastro-entérite.

La gastro-entérite survient dans les différentes maladies ; c'est ce qui doit rendre, en Sardaigne, les médecins très circonspects et très sévères dans le choix des médicamens à administrer intérieurement, et qu'on emploie si avantageusement dans des pays plus septentrionaux. Souvent aussi, c'est par la gastro-entérite que débutent les affections que je viens d'indiquer.

Des médecins, qui ne sont pas étrangers aux progrès de la science, ont reconnu que cette dernière maladie est celle qui domine dans l'île, et ils proclament en même temps l'avantage de la méthode qui l'attaque de près ; c'est celle qu'ils ont adoptée, mais généralement avec cette sage réserve qui apprécie les faits nouveaux, appuyés sur l'observation et sur l'expérience.

NOTES.

(A) Les montagnes et les plateaux élevés de la Sardaigne sont, en plusieurs endroits, couverts de très belles forêts; mais malheureusement les incendies qui s'y renouvellent chaque année, malgré des lois très sévères, y détruisent une énorme quantité de plans. Telle est la cause principale qui empêche les eaux des pluies de rencontrer des obstacles dans leur cours; elles se précipitent donc en torrens dans les plaines au préjudice de l'agriculture, et même de la santé.

(B) J'ai eu cependant des exemples de différentes personnes exposées en même temps aux effets du même lieu *intempérieux*, et saisies simultanément de la maladie qui s'est présentée, dans les unes, sous l'aspect de fièvre continue; dans les autres, sous celui de fièvre rémittente ou intermittente.

(C) Certains vices organiques que j'ai rencontrés souvent dans le foie et dans les poumons de ceux qui sont morts de fièvre pernicieuse surtout, étaient de telle nature qu'on ne pouvait les attribuer qu'à l'inflammation de ces organes, dont les malades avaient été atteints avant de tomber dans la fièvre d'intempérie : je ne compte pas ces vices au nombre de ceux qui appartiennent à cette maladie. Je remarquerai pourtant que c'est chez les syphilitiques, les scrophuleux, les scorbutiques et les hypocondriaques, que j'ai vu les fièvres d'accès prendre plus facilement le caractère pernicieux, et les tissus enflammés dégénérer plus rapidement.

(D) L'inflammation gastro-entérite est celle qui existe le plus constamment dans les fièvres d'intempérie; je l'ai toujours rencontrée jusqu'ici dans les cadavres de ceux qui sont morts de cette maladie. Les élèves de cette Université en furent témoins dans les nombreuses autopsies faites à l'hôpital civil. J'ai eu le même résultat pour celles qui ont été faites dans d'autres hôpitaux dont je suis médecin. J'ai rencontré presque toujours, avec cette inflammation, le ramollissement ou le sphacèle de la rate; quelquefois avec induration ou ramollissement même du foie. Il faut observer que l'affection de ces derniers viscères, quoique souvent fort grave, demeurait cependant bien des fois occulte; c'est-à-dire qu'elle n'était pas signalée pendant la maladie par le concours des symptômes de l'hépatite et de la splénite. Dans certains cas, l'inflammation gastro-entérite ne m'a point paru de nature à pouvoir lui attribuer la violence de la fièvre et la mort du malade; mais alors l'altération plus grave que m'ont présentée les cadavres était toujours celle que j'ai indiquée de la rate et du foie. Ce n'est pas que je n'aie observé des fièvres de type différent, qui avaient débuté par les symptômes de l'inflammation de l'encéphale, et dans lesquelles l'inflammation gastro-entérite m'a paru être venue ensuite; mais à peine puis-je compter quelques uns de ces cas. Ce n'est pas aussi que je ne trouve de la difficulté à attribuer à l'inflammation les fièvres dans lesquelles le traitement antiphlogistique est fatal aux malades. (Voy. la note ci-bas.) Cependant jusqu'ici, quel qu'eût été le type de la fièvre, les cadavres m'ont toujours présenté des traces d'inflammation gastro-entérite plus ou moins étendue; elle est donc la condition morbide la plus remarquable des fièvres d'intempérie.

(E) J'ai toujours trouvé l'huile de ricin infiniment préférable aux autres laxatifs. Les émétiques et les purgatifs en général ne m'ont semblé utiles qu'en peu de cas, et encore seulement dans les plus faibles degrés de la maladie; il est arrivé que par leur usage, le mal s'est aggravé ou prolongé, tandis que par un traitement plus simple, tel que celui que j'ai décrit, on le voyait bientôt disparaître.

(F) Il arrive quelquefois que ce médicament ne fait, pour ainsi dire, que vaincre l'accès : la fièvre continue persévère, et diminue ensuite lentement, même en cessant l'usage du quinquina. Par son emploi en temps convenable, on fait cesser la fièvre et on évite les vices organiques, les hydropisies, que l'affection gastro-entérite, trop prolongée, aurait laissées à sa suite ; si on le donne avant le temps opportun, on voit bien s'arrêter quelquefois la fièvre d'accès, mais on ne surmonte pas l'affection gastro-entérite qui continue à exciter des douleurs consensuelles des lombes ou des articulations, et quelquefois donne lieu à des obstructions du foie et de la rate. Dans ce cas où les amers sont souvent utiles, l'usage continu du quinquina m'a paru rendre chronique l'affection gastro-entérite, et favoriser les obstructions.

Dans les fièvres périodiques accompagnées d'obstructions, lorsqu'il y a eu indication de recourir au quinquina, j'ai vu ordinairement la fièvre céder, sans que l'obstruction augmentât après l'usage des amers ; les effets du quinquina étaient généralement plus sûrs et plus prompts.

Le quinquina est souvent indiqué, même lorsque dans l'apyrexie persistent les symptômes de l'inflammation gastro-entérite. C'est après la cessation de la fièvre, et par l'usage de ce médicament, que ces symptômes disparaissent tout à fait.

Dans quelques fièvres on remarque la diminution ou la cessation des douleurs du bas-ventre, que la pression exaspère, ainsi que d'autres symptômes par lesquels on juge de l'inflammation gastro-entérite ; néanmoins l'accès paraît avec une plus grande altération du système nerveux, et de divers organes ; alors, voici ce qui me paraît pouvoir se déduire des observations multipliées que j'ai faites : les portions affectées des membranes gastro-intestinales, si l'on insiste dans la méthode antiphlogistique, passent souvent à la désorganisation ; il survient le ramollissement de la rate, et même du foie ; les affections concomitantes des autres organes ne deviennent pas moins graves, et le malade succombe. L'administration opportune du quinquina, ou, ce qui vaut mieux, de ses alcalis, prévient ces altérations et la mort ; ceci, joint aux observations de ceux qui ont reconnu dans ce cas l'utilité des stimulans diffusifs, peut laisser croire que la véritable cause productrice de certaines fièvres ne consiste pas uniquement dans l'inflammation, ou que du moins elle n'en est pas le seul principe.

Cependant l'autopsie cadavérique n'a révélé jusqu'ici, pour quelque fièvre que ce fût, d'autres altérations que celles qui sont le produit de l'inflammation. Peut-être celle-ci imprime-t-elle, dans les tissus, des modifications non appréciées ou inconnues jusqu'à présent, et différentes pour les fièvres qui exigent le quinquina, que pour celles dans lesquelles la méthode antiphlogistique est nécessaire jusqu'à la cessation de la fièvre.

Serait-ce l'action différente des causes occasionelles ou la constitution de l'individu, et quelquefois toutes les deux, qui favoriseraient les modifications apportées dans les tissus par l'inflammation ?

Faut-il calculer, dans certaines fièvres, l'action simultanée des différentes causes (les miasmes, par exemple, et les irritans ordinaires des viscères chylopoôétiques) dont un des divers effets, produits dans les tissus, puisse disparaître quelquefois sans l'autre, après avoir coexisté tous les deux à la fois ?

Les médecins distingués qui répandent maintenant tant de lumières sur ces points importans, en jugeront. En attendant, je n'ai considéré, dans l'inflammation gastro-entérite, que la condition morbide plus remarquable des fièvres d'intempérie. De plus longues discussions à ce sujet seraient déplacées dans ces notes; je me hâterai d'y revenir lorsque j'aurai multiplié mes observations.

(G) *Medicinale patrocinium, etc. in quo natura febris Sardiniæ, etc. describitur, ejusdemque Sardiniæ calumnia, quam a priscis meruit habere, vindicatur; auctore Gavino Farina, etc.* Venetiis, 1651. *Tractatus de febre intemperiæ, sive de* mutatione *vulgariter dicta regni Sardiniæ, etc.; auctore D. Petro Aquenza, et Mossa.* Matriti, 1702. Di due morbi febbre intemperie e pleuritide che nella città di Cagliari spesseggiano, del Dottor Antonio Ignacchera. Napoli, 1740. Di alcuni pregiudizi antichi sulla così detta Sarda intemperie, etc., del Dottor Pietro

Leo. Cagliari, 1801. Voy. aussi *Gemelli*, Rifiorimento della Sardegna. Torino, 1776, vol. 1, pag. 70.

(H) Sitôt que les plaines basses, à demi ou entièrement desséchées, reçoivent, vers la fin de l'été, les nouvelles pluies, les bergers de la Nurra mettent le plus grand soin à combler, avec des cailloux ou de la terre, les creux ou petits bassins remplis d'une eau qui, disent-ils, occasione aux brebis qui en boivent une maladie mortelle; on ne peut vraisemblablement attribuer les qualités malfaisantes de cette eau qu'aux miasmes dont elle s'est emparée dans l'atmosphère ou aux principes organiques de la surface même de la terre.

(I) On ne peut pas dire qu'en Sardaigne, la fréquence et la véhémence des fièvres soient en proportion de la quantité d'argile qui occupe la surface du sol, comme Linnée nous a assuré l'avoir observé dans plusieurs contrées. Il n'est pas même raisonnable d'attribuer les fièvres endémiques, comme il l'a cru, à l'eau argileuse; car le sol de quelques régions, tel que celui de la plaine de Nurra, de Bosa, etc., est plutôt calcaire qu'argileux; ce qui n'empêche pas pourtant que l'argile ne concoure à entretenir les causes de l'intempérie dans certaines localités. Le terrain argileux s'entr'ouvre d'ordinaire pendant les chaleurs de l'été, ainsi l'exhalaison n'a pas uniquement lieu à sa surface.

(K) Le docteur Leo, professeur à l'Université de Cagliari, a cru (Diss. cit., p. 5 et suiv.) qu'il fallait attribuer l'intempérie aux fatigues des voyages, aux erreurs dans la diète, et à d'autres causes accidentelles plutôt qu'aux vices de l'air; il a même considéré l'intempérie, prise dans le sens généralement reçu, comme un préjugé. Ce qui le fortifie dans son opinion, c'est qu'il pense que les miasmes ne sont autre chose que les élémens mêmes des végétaux, et des animaux dégagés sous la forme de gaz acide carbonique, gaz azote, gaz hydrogène, etc. Or, l'inspiration de ces gaz, dit-il, ne donne pas lieu à une maladie semblable à l'intempérie. Mais tout en accordant à Leo, que ce qu'on dit généralement au sujet de l'intempérie soit beaucoup trop exagéré, que les habitans, ceux des villes surtout, la craignent trop, et que souvent ils croient la trouver où elle n'existe pas, je dois pourtant dire que par le seul séjour dans un lieu vraiment intempérieux, un homme bien portant peut contracter la maladie, quelque genre de vie qu'il suive. L'observation par laquelle il établit que les élémens de substances végéto-animales ne produisent pas l'intempérie par eux seuls, prouverait tout au plus que la nature des miasmes est différente de celle des gaz particuliers; mais il n'en résulte pas qu'ils ne soient point malfaisans.

(L) En plein jour et en été, la haute température de l'atmosphère agit avec les miasmes; vers la fin de l'automne, et après le coucher du soleil, la cause de la maladie consiste plus particulièrement dans ces miasmes qui se précipitent avec la rosée, d'autant plus facilement, que dans des lieux tels que ceux que j'ai décrits, et sous le climat de la Sardaigne, située entre 39 et 41 degrés environ de latitude septentrionale, la température s'abaisse de beaucoup, et très rapidement sous le maximum diurne.

Les localités qui ne sont point miasmatiques ne seraient pas intempérieuses, à proprement parler, si par intempérie on entend le vice de l'air, produit par un principe délétère, ainsi que je l'ai fait dans mon écrit *de præcipuis Sardiniæ morbis vel a locis vel ab aere effluentibus*. Taurini, 1823. Mais on ne fait pas généralement cette distinction; on appelle intempérieux les lieux où la maladie peut se développer par l'influence d'une cause générale. Je sais bien que la condition de l'air indépendante des miasmes, telle que celle dont j'ai parlé, n'est point particulière aux lieux intempérieux. Aussi les inflammations des viscères chylopoôétiques, auxquelles elle dispose plus particulièrement, se manifestent partout, en été de préférence, et surtout dans les pays chauds. Il n'est cependant pas moins vrai que, dans aucun endroit plus que dans ceux que j'ai décrits, cette condition de l'air peut acquérir le degré capable d'affecter ou de prédisposer nombre d'individus à la fois. C'est pourquoi j'ai cru devoir la ranger au nombre des causes générales de ce qu'on appelle en Sardaigne intempérie de l'air.

(M) On croit que la ville dont on voit encore quelques ruines, au lieu où est maintenant le petit village de Terranova, était l'ancienne Olbia. C'est là que demeurait Quintus, à qui Cicéron écrivait dans la lettre précitée, d'avoir soin de sa santé; mais cet orateur parlait de l'insalubrité de la Sardaigne en général, et non d'Olbia en particulier.

(N) Des haies formées par des arbrisseaux procureraient le même résultat avantageux; mais il y en a trop peu dans ce cap méridional de l'île. Certaines personnes croient qu'elles nuisent aux récoltes; leur utilité cependant ne peut être contestée. Voy. Pfluguer, *Maison des Champs ou manuel du cultivateur*, t. 2, p. 481.

(O) J'ai dû presque me borner à indiquer dans cet article quelles sont les maladies les plus fréquentes ou les plus rares en Sardaigne, d'après les limites fort restreintes qui m'ont été assignées.

N. B. Cette notice fut communiquée à la fin de l'année 1824. Elle fait partie du *Voyage en Sardaigne* du chevalier de La Marmora.

FIN DES NOTES.

www.ingramcontent.com/pod-product-compliance
Ingram Content Group UK Ltd.
Pitfield, Milton Keynes, MK11 3LW, UK
UKHW012306240726
13966UKWH00004B/1684

9 782013 603911